Dr Henri LÉVÊQUE

Ex-Interne provisoire des Hôpitaux de Lyon
(concours 1900).
Interne des Hôpitaux de Nimes
(concours 1901).

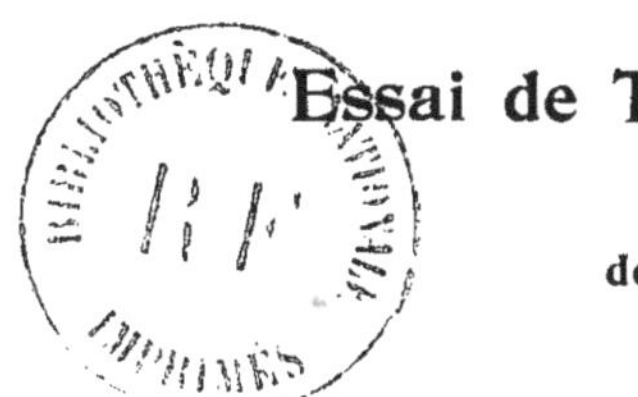

Essai de Traitement

des

Tuberculoses Chirurgicales

par les courants continus

LYON. — IMP. A, REY

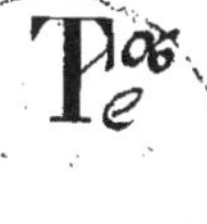

ESSAI DE TRAITEMENT

DES

TUBERCULOSES CHIRURGICALES

Par les Courants continus.

ESSAI DE TRAITEMENT

DES

TUBERCULOSES CHIRURGICALES

PAR LES COURANTS CONTINUS

PAR

Le Dr Henri LÉVÊQUE

Ex-Interne provisoire des Hôpitaux de Lyon (concours 1900),
Interne des Hôpitaux de Nîmes (concours 1901).

———◆———

LYON

A. REY, IMPRIMEUR-ÉDITEUR DE L'UNIVERSITÉ

4, RUE GENTIL, 4

1903

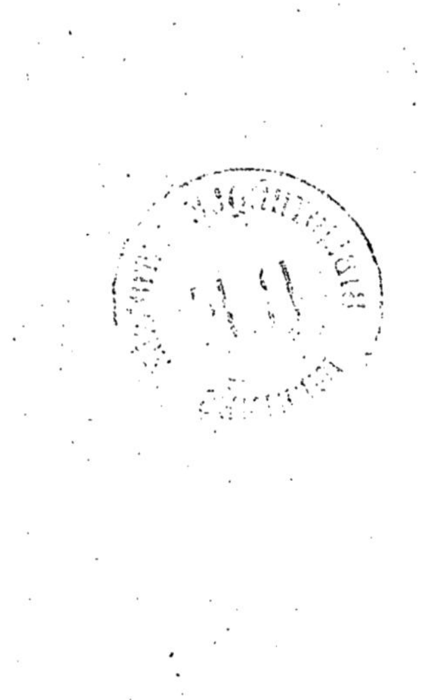

A la mémoire

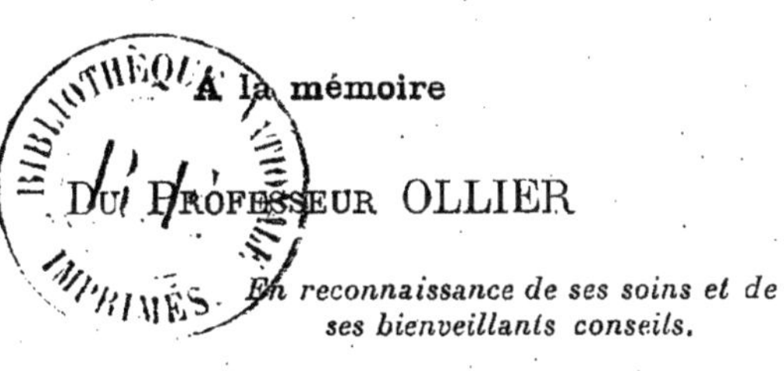

En reconnaissance de ses soins et de ses bienveillants conseils.

A MES PARENTS

Bien faible témoignage de tout ce que je leur dois.

A MES AMIS
de Lyon et de Nîmes.

Souvenir ému des agréables moments
que nous passâmes ensemble.

Que tous ceux qui, au cours de mes études, s'intéressèrent à moi soient aujourd'hui remerciés.

Que mes maîtres des hôpitaux soient persuadés que j'ai contracté envers eux une dette de reconnaissance dont je ferai tout mon possible pour m'acquitter.

Qu'en particulier, ceux auprès desquels je suis resté à Lyon, soit comme externe, soit comme interne suppléant :

M. le professeur TEISSIER, médecin des hôpitaux ;

M. le professeur agrégé ROCHET, chirurgien major de l'Antiquaille ;

M. le professeur agrégé VALLAS, chirurgien de l'Hôtel-Dieu ;

M. le Dr CHAPPET, médecin des hôpitaux ;

M. le professeur J. COURMONT, médecin des hôpitaux ;

M. le Dr MOUISSET, médecin des hôpitaux ;

M. le Dr ROQUE, médecin des hôpitaux ;

M. le professeur GAYET ;

M. le Dr VIDAL, médecin du sanatorium de Giens,

soient persuadés de ma profonde gratitude.

A Nîmes, MM. les Drs BECHARD, CROUZET, DUBUJADOUX, GILIS, LAFON, OLIVIER DE SARDAN, de PARADE et REBOUL ont, par leurs conseils et l'initiative qu'ils m'ont laissée, contribué à faire de moi un praticien, je leur en serai toujours reconnaissant.

Je remercie plus spécialement M. le Dr GAUCH de la bienveillance inépuisable qu'il m'a montrée pendant les deux quatrimestres où j'ai eu l'honneur d'être son interne.

M. le professeur JABOULAY m'a fait l'honneur d'accepter
la présidence de cette thèse ; c'est une nouvelle preuve de bienveillance dont je le remercie bien vivement.

Au cours de la rédaction de cet ouvrage, je fis appel à
l'expérience de nombreux médecins, à qui j'étais totalement
inconnu ; quelle que fût leur opinion à ce sujet, tous me répon-
dirent très aimablement ; quelques-uns mêmes MM. SCHA-
TSKY (de Vienne), DE LUZENBERGER (de Naples), LEDUC
(de Nantes), TRIPIER, Albert WEILL et FOVEAU DE COUR-
MELLES (de Paris) mirent à ma disposition tous les renseignements dont ils disposaient. Je les en remercie sincèrement.

Que le Dr CHANOZ, qui a indirectement inspiré cette thèse
et qui nous a donné de sages conseils, reçoive nos meilleurs
sentiments d'amitié.

INTRODUCTION

Il y a un an et demi, je souffrais d'une hydarthrose chronique du genou, accompagnée de phénomènes rhumatoïdes. Après avoir essayé vainement la révulsion, la compression, le changement de climat, je me décidais à suivre les conseils du Dr Chanoz, en faisant des applications de courant continu, surtout dirigées contre l'élément douleur.

Frappé des excellents résultats que j'en avais obtenus, je me demandais s'il n'y aurait pas lieu d'essayer leur application dans d'autres formes d'arthrites tuberculeuses, quand la lecture du résumé d'un travail de M. Schatzky, professeur agrégé à l'Université de Moscou, vint m'encourager. J'eus ainsi l'occasion de traiter cinq autres cas avec des résultats différents. Mais tout ceci n'avait jusqu'alors qu'excité ma curiosité, quand j'appris qu'il y avait un an, il avait été dit que les courants étaient dangereux dans les arthrites tuberculeuses.

Frappé des divergences entre ces résultats et les miens, je poussais plus avant mes investigations, et c'est le résultat de ces recherches qui fait le sujet de ma thèse.

ESSAI DE TRAITEMENT

DES

TUBERCULOSES CHIRURGICALES

Par les Courants continus.

HISTORIQUE

Bien que, dans un ouvrage déjà ancien (1858), intitulé *Galvanothérapie dans les maladies nerveuses ou musculaires,* Remak montre tout le parti qu'on peut tirer des courants constants dans les arthrites que l'on peut considérer comme tuberculeuses, la question paraît tombée dans l'oubli jusqu'à ces dernières années.

Lorsque, en 1892, M. le professeur de Renzi (de Naples) communiqua un certain nombre de cas de tuberculoses pulmonaires traitées par la galvanisation, il semblerait que l'on devrait continuer les recherches de Remak; mais il n'en est rien. Et quand, en 1901, M. Deschamps et, en 1902, M. Allaire condamnent les courants galvaniques comme traitement des tuberculoses articulaires, personne ne vient leur opposer des observations favorables.

Il faut arriver aux deux communications faites au Congrès de Berne par M. Schatzky, professeur agrégé à Moscou, sur la galvanisation dans les inflammations et dans les tuberculoses pour arriver à un travail remettant en vedette la galvanisation.

Et, pendant ce temps, l'on recherchait l'action des courants de haute fréquence sur les tuberculoses pulmonaires et chirurgicales, sans songer que la galvanisation était plus simple, moins coûteuse, à la portée de tous les praticiens.

OBSERVATIONS

Voici les seules observations que nous ayons pu recueillir. Si la plupart ont trait à des arthrites tuberculeuses, c'est que, de ce côté surtout, se portent les préoccupations de trouver un traitement qui n'amène pas d'atrophie et ne laisse ni gêne, ni surtout d'abolition de la fonction.

OBSERVATION I (auto-observation).

M. L... (Henri), étudiant, vingt-quatre ans.

Dans les antécédents personnels, on trouve une coxalgie suppurée du côté droit, à l'âge de trois ans ; un abcès froid de l'épine iliaque antéro-supérieure droite, à l'âge de quatorze ans ; de l'hydarthrose aiguë du genou droit, à l'âge de dix-sept ans ; des adénites cervicales suppurées à vingt-deux.

Depuis un an, j'avais de l'hydarthrose chronique du genou droit, constatée tous les soirs, gênant considérablement la marche, accompagnée de douleurs spontanées, s'exagérant avec l'abaissement de la pression barométrique. Divers traitements par la révulsion (pointes de feu, teinture d'iode), le repos, la compression par une bande élastique échouèrent ; le changement de climat (séjour dans le Midi) ne donne qu'une amélioration bien légère. La marche était toujours pénible, la fatigue survenait vite, et les jours de pluie ou d'orage étaient toujours précédés de douleurs spontanées.

En fin février 1902, sur les conseils du Dr Chañoz, je fis quelques séances de galvanisation. De chaque côté de l'ar-.ticulation était placée une électrode de 80 centimètres carrés ; j'employais un courant de 20 milliampères au début, puis de 40 à partir de la troisième séance. Les séances qui duraient dix ou douze minutes furent au nombre de six, une tous les deux jours. Mon état était très amélioré, quand une fièvre typhoïde vint interrompre ce traitement.

Pendant ma convalescence, je constatais encore quelquefois de l'hydarthrose coexistant avec les symptômes fonctionnels et douloureux décrits plus haut.

Je fis des nouvelles séances les 26, 28, 30 juillet et 2, 4, 7, 9, 13, 16, 18, 20, 22, 26 août dans les mêmes conditions et avec des intensités de 35 à 45 milliampères.

Pendant et depuis ce traitement, la marche est devenue plus facile, elle peut durer plus longtemps ; je ne constate plus ni hydarthrose ni douleurs spontanées.

OBSERVATION II (personnelle.)

(Recueillie dans le service des Drs de Parades et Reboul.)

Mme C..., cinquante et un ans.

Pas d'antécédents personnels ou héréditaires. Bonne santé antérieure.

Souffre de son genou gauche depuis quatre ans. Soignée pour rhumatisme chronique, elle ne s'est jamais reposée sérieusement et lentement son état a empiré.

Entre à l'hôpital de Nîmes, en septembre 1902, le genou gauche est tuméfié, rouge, chaud et de sensibilité telle que le moindre ébranlement du lit fait souffrir la malade. En outre, elle a de fortes douleurs spontanées accrues par l'abaissement du baromètre. La pression sur le genou est très douloureuse, surtout au niveau du condyle interne du fémur, et sur le bord interne du plateau tibial en des points très limités. La synoviale est distendue par des fongosités, surtout au niveau du cul-de-sac sus-rotulien et sur le bord interne de la rotule dans sa partie tibiale. Il n'y a pas d'hydarthrose. La circonférence sus-rotulienne est de 41 centimètres (40 du côté opposé) et la sous-rotulienne 35 1/2 (34 du côté sain).

L'impotence fonctionnelle est absolue, la malade ne peut soulever sa jambe au-dessus du lit. Etat général bon, sans température anormale.

Quelques jours après son entrée, on commence à lui faire des séances quotidiennes de galvanisation, avec 15 milliampères, les deux premiers jours, puis en montant graduellement jusqu'à 40 ; les électrodes de 80 centimètres carrés étant placées de chaque côté du genou, sans tenir compte du sens du courant.

Huit jours après, les douleurs spontanées étaient diminuées, les variations barométriques étaient moins perçues.

Un mois après, la pression était moins douloureuse, mais les points osseux existaient toujours, bien que très diminués ; quant aux douleurs spontanées, elles n'existaient plus que très rarement. A noter que, pendant ce temps, les circonférences avaient un peu augmenté.

Après une absence d'un mois, de notre part, pendant laquelle la malade a été électrisée plus ou moins régulièrement, l'état de la malade nous paraît moins bon ; les douleurs spontanées ont réapparu, la pression est douloureuse.

Le 24 novembre, on place sur le côté interne de la rotule une électrode active de 22 centimètres carrés, reliée au pôle positif, et sur le triangle de Scarpa, l'électrode négative ; on fait passer pendant 15 minutes un courant de 40 milliampères. Il fut fait ainsi, trente-deux séances, jusqu'au 2 janvier, de 15 à 20 minutes chaque, et d'intensité variant entre 30 et 50 milliampères.

A partir du 2 janvier, notre batterie fonctionnant mal, ne put donner que 20 milliampères. On fit des séances de 15 minutes avec 20 milliampères seulement jusqu'au 2 février, c'est-à-dire pendant vingt et une séances.

Au 2 février, on ne trouve plus de points osseux, les fongosités paraissent devenues fibreuses. Les douleurs spontanées ont disparu, et l'on peut remuer fortement le lit de la malade sans la faire souffrir.

Depuis le 2 février, les applications ont été continuées en moyenne trois et quatre fois par semaine, faites avec des électrodes égales de 80 centimètres carrés, placées de chaque côté du genou, et avec une intensité de 45 à 50 milliampères pendant 20 à 30 minutes.

Actuellement la malade ne souffre plus, elle soulève sans peine son genou, marche à l'aide de béquilles ; la pression n'est pas douloureuse, non plus que le heurt violent sous le talon ; les fongosités paraissent prendre une allure fibreuse, il y a une tendance à l'ankylose.

Les circonférences sont de 39 centimètres pour la sus-rotulienne, de 34 1/2 pour la sous-rotulienne.

A noter que, quand la malade a commencé à se lever, elle a déclaré que sa jambe saine avait moins de force que l'autre.

OBSERVATION III

(Recueillie dans le service des Drs Gilis et Reboul.)

Mlle T..., vingt-quatre ans et demi.

A un frère plus âgé qui, à l'âge de onze ans, a subi une résection du genou pour tumeur blanche.

Pas d'antécédents personnels notables, est enceinte de quatre mois et demi.

A la fin octobre 1902, a eu du rhumatisme aigu de l'articulation tibio-tarsienne droite ; puis, quelques jours après, du poignet droit. Entre à l'hôpital de Nîmes dans le service de médecine ; mais, tandis que la tibio-tarsienne revient à l'état normal, le poignet droit devient de plus en plus impotent. Aussi, après l'insuccès complet d'une révulsion iodée intensive, la malade est envoyée en chirurgie avec le diagnostic d'arthrite du poignet.

Examinée à ce moment, la malade qui déclare souffrir beaucoup au moindre ébranlement ne peut pas élever son avant-bras au-dessus du plan du lit sans l'aide de sa main saine. L'avant-bras est en pronation, la main légèrement fléchie sur l'avant-bras et les doigts sur la main. L'impotence fonctionnelle est totale : la malade ne peut étendre complètement ses doigts, elle ne les fléchit volontairement que très peu, le mouvement de supination est impossible.

Le poignet est tuméfié, la circonférence au niveau des extrémités inférieures des deux os de l'avant-bras a 23 millimètres de plus que du côté sain. Au niveau de l'articulation radio-cubitale inférieure, il y a sur le dos du poignet une petite masse pseudo-fluctuante.

Une vive douleur à la pression prend naissance au niveau de l'interligne de l'articulation radio-cubitale inférieure, et surtout lorsqu'on tend à rapprocher les extrémités inférieures des deux os, quel que soit le point où l'on appuie.

Les mouvements passifs du poignet sont possibles sans douleur dans une petite étendue, sauf la supination et la pronation forcée ; on ne perçoit pas de craquements.

La radiographie faite le 1er décembre par M. Garcin, de Nîmes, montre très nettement une petite encoche arrondie sur le radius, au niveau de l'articulation précitée ; les bords de cette encoche sont flous, de même que ceux du cubitus à ce niveau.

L'état général est bon, la température normale.

Le Dr Gilis, chirurgien-adjoint de l'hôpital, porte le diagnostic précis d'arthrite tuberculeuse.

Il hésite à intervenir à cause de la grossesse concomitante et nous autorise alors à essayer l'application des courants galvaniques.

Pendant toute la durée de son séjour en chirurgie (119 jours), la malade a été laissée libre de tous ses mouvements ; son régime a été celui de toutes les malades avec seulement en plus 50 grammes de sirop d'iodure de fer.

Les séances d'électrisation furent au nombre de soixante-dix environ, variant de 15 à 20 minutes suivant le temps dont nous disposions ; deux fois seulement elles furent de 25 minutes.

La première séance fut faite avec un courant de 15 milli-ampères, la deuxième avec 20 milliampères, la troisième avec 25 milliampères, la quatrième et les suivantes avec 35 milliampères ; à partir de la trente-troisième séance, l'intensité fut toujours de 40 à 50 milliampères.

Sous l'influence de ce traitement, l'amélioration fut très rapide.

Après la quatrième séance, les douleurs sont bien moindres.

Après la huitième, la malade soulève sans douleur son avant-bras au-dessus du plan du lit, la main et les doigts restent dans le plan de l'avant-bras. (Notez que toutes ces observations ont été faites dans la journée qui suivait l'électrisation et non immédiatement après.)

Après la neuvième, la malade a pu dégrafer son corsage avec sa main droite.

Après la treizième, elle plie les doigts ; la pression est moins douloureuse ; la tuméfaction, située sur la face dorsale du poignet a diminué.

Après la dix-septième, la mensuration montre que la différence entre les circonférences des deux poignets n'est plus que de 20 millimètres.

Après la vingtième, la malade brode quelque peu (19 décembre).

Trois jours plus tard, la malade se plaint de souffrances spontanées, sans diminution cependant de l'amplitude des mouvements.

Pendant une période de quinze jours, l'état fonctionnel

reste stationnaire ; le poignet a toujours la même dimension ; la pression est un peu plus douloureuse. Le traitement est continué et, le 8 janvier (trente-quatrième séance), l'amélioration reprend sa marche en avant.

Le 15 janvier (trente-huitième séance), la malade souffre bien moins à la pression qu'avant la récente poussée ; elle ferme complètement ses doigts et peut tenir un corps lourd (pot rempli de lait).

Le 2 février (quarante-huitième séance), le poignet n'a que 7 millimètres de circonférence de plus que l'autre ; une forte pression est nécessaire pour réveiller la douleur dans l'articulation radio-cubitale inférieure. Les mouvements sont bien plus faciles ; la malade écrit, coud, brosse de sa main droite. La supination est cependant toujours douloureuse.

Le 8 mars, on cesse l'électrisation ; les deux poignets ont la même circonférence, les mouvements sont très faciles, la supination se fait sans peine : il n'y a pas d'atrophie musculaire. Cependant, il existe encore un peu de douleur si l'on serre trop fortement les deux os de l'avant-bras à leur extrémité inférieure.

La malade est gardée quinze jours en observation, puis envoyée à la Maternité, le terme de sa grossesse approchant. L'amélioration s'est maintenue.

Pendant les dix-huit premières séances, le pôle positif était relié à une électrode de 20 centimètres carrés placée au niveau du poignet, le pôle négatif relié à une électrode de 80 centimètres carrés, un peu au-dessous du pli du coude. A partir de la dix-huitième séance, les pôles furent inversés et, à partir de la trente-troisième séance, les électrodes furent d'égales dimensions et placées l'une sur la face dorsale, l'autre sur la face palmaire du poignet.

L'accouchement s'est passé normalement.

Vers le 15 juin 1903, nous examinons la malade ; tous les mouvements sont aussi complètement possibles que de l'autre côté, mais une pression très forte, il est vrai, tendant à diminuer l'articulation radio-cubitale inférieure, réveille un peu de sensibilité.

La malade travaille et ne se ressent de son bras qu'à la fin de la journée ou si elle porte son seau plein d'eau. Nous faisons alors quelques séances de galvanisation (15 environ), en plaçant la lésion entre les deux pôles.

Petit à petit, la pression, même forte, devient indolore et la malade ne ressent plus rien.

Un examen radiologique fait par M. Garcin nous montre que l'encoche du radius droit (qui n'existe pas à gauche) existe toujours, mais que les bords en sont nets, ainsi que ceux de la tête du cubitus. En comparant la radiographie des deux poignets, on ne voit aucune trace de déminéralisation, cependant, la tête cubitale droite est plus petite que celle du côté gauche.

OBSERVATION IV (inédite).

Mme W..., cinquante-quatre ans.

A été opérée en décembre 1901, d'une synovite à grains riziformes des fléchisseurs superficiels du bras droit et, une deuxième fois, pour une ostéite du radius droit, en mai 1902.

La main droite, dont les muscles sont très atrophiés ne lui sert presque pour rien, elle ne peut ni prendre ni soutenir (à cause de la douleur entraînée par un objet pesant).

En septembre 1902, ele présente, en outre, des douleurs spontanées dans son poignet droit avec des points douloureux à la pression, au niveau de ses deux os de l'avant-bras. Tout autour, on perçoit, du reste, un peu d'empâtement.

On lui fait de l'électrisation à partir du 19 septembre, en allant progressivement pour atteindre 40 milliampères et pendant 10 à 15 minutes, la lésion étant entre les deux pôles.

En treize séances, il y a une amélioration notable, les douleurs spontanées très diminuées, la pression bien moins douloureuse, et la malade arrive à pouvoir soutenir un bougeoir dans sa main droite.

Pendant le mois de novembre, l'électrisation est faite moins régulièrement, aussi l'amélioration précédemment obtenue est en partie diminuée.

Mais, après une douzaine de séances faites quotidiennement, l'amélioration est récupérée au point que la malade arrive à pouvoir allumer une allumette, brosser, laver un verre, et cela sans éprouver de douleurs. Mais il y a toujours de la douleur à la pression quand on tend à rapprocher les deux os de l'avant-bras.

A noter que Mme W..., non seulement n'est pas immobilisée, mais est veilleuse à l'hôpital, obligée de se servir quelque peu de sa main droite.

Vers la fin février, la malade souffre peu spontanément et très peu à la pression.

On reste quatre mois sans l'électriser et, actuellement, les lésions du poignet ont progressé, avec des points très douloureux au niveau du radius.

Mme W... nous demande de l'électriser, nous l'avons fait pour soulager ses douleurs (nous y avons en grande partie réussi), mais il y a un foyer de nécrose et nous sommes d'avis que l'intervention donnera actuellement des résultats plus rapides.

OBSERVATION V (inédite).

(Auto-observation.)

Au mois de novembre dernier, j'eus une lésion tuberculeuse des tissus entourant la première phalange du pouce droit. (A la radioscopie : pas de lésions osseuses.) Il y avait près de deux mois que je souffrais, quand je tentai la gal-

vanisation. Des séances nombreuses, mais de peu de durée
furent faites avec, sur le pouce, tantôt le pôle positif, tantôt le pôle négatif, l'autre pôle étant sur l'avant-bras. Mais
nous n'obtînmes rien, soit que les séances n'étaient que
d'un quart d'heure, soit parce que, loin d'immobiliser mon
pouce, je le surmenais, ayant chaque jour à faire une quin-
zaine de pansements vaginaux, avec une pince dont les
anneaux portaient sur le point le plus douloureux.

OBSERVATION VI (inédite).

(Due à l'obligeance du Dr Dubujadoux, médecin chef
des salles militaires à l'hôpital de Nîmes.)

J..., soldat, un an de service, sans antécédents morbides,
d'aspect vigoureux, entre à l'hôpital le 15 août 1902.

Il y a un mois, a eu un traumatisme sur le bord externe
du bras droit, qui n'eut aucune suite immédiate. Mais, bientôt il s'aperçoit que son bras se gonfle, que les mouvements
du poignet deviennent pénibles et douloureux.

A son entrée, nous percevons un gonflement qui englobe
le bord externe du radius et la face postérieure de l'avant-
bras : pas de rougeur de la peau qui garde sa mobilité et
sa souplesse. L'examen détaillé de la région fait voir que
la tuméfaction et les phénomènes douloureux portent prin-
cipalement sur les muscles du pouce abducteur et exten-
seur, depuis l'extrémité inférieure de leur gaine jusqu'à
la partie moyenne du bras ; les radiaux paraissent en cause
sur la même étendue. Plus profond, il existe un gonflement
dur, fusiforme du radius qui porte et sur sa face externe
et sur sa face postérieure, qui commence en dessus de l'épiphyse inférieure et s'étend sur 8 centimètres. Ce gonflement
est régulier, sans la moindre bosselure, d'une dureté par-
tout uniforme et de sensibilité vive à la pression.

La face antérieure de l'os paraît normale, pas de température, l'état général est excellent.

Nous soupçonnons une périostite tuberculeuse avec retentissement sur les gaines des muscles du pouce et des radiaux.

Le repos, l'emplâtre de savon au mercure, la compression, l'immobilisation, les pointes de feu ne donnent aucun résultat.

Nous abordons enfin la galvanisation, les deux électrodes (80 centimètres carrés) sont placées sur chaque face, l'anode sur la zone tuméfiée, la cathode au pli du coude.

L'intensité est de 30-45 milliampères, la durée des applications quotidiennes est de 10 minutes.

Pendant la durée du traitement, le malade n'a pas été immobilisé.

Les douleurs s'apaisent d'abord, puis les muscles reprennent peu à peu leur aspect normal ; l'os diminue mais non pas au point de reprendre son aspect régulier, il reste un léger épaississement des zones primitivement malades ; il n'y a plus aucune sensibilité à la pression, aucune douleur aux mouvements.

Part en convalescence le 12 octobre, après trente séances d'électrisation.

Sa convalescence (deux mois) s'est très bien passée, mais lorsqu'il reprend son service, les phénomènes douloureux ne tardent pas à réapparaître. Il rentre à l'hôpital le 21 décembre ; à ce moment, l'état de l'avant-bras est identique à ce qu'il était lors du premier séjour.

A été réformé.

OBSERVATION VII

(Remak, *loc. cit.*, p. 352.)

Nota. — *Nous avons trouvé, dans l'ouvrage de Remak, un certain nombre d'observations qui nous paraissaient être des cas de tuberculoses chirurgicales, mais le diagnostic pouvait être discuté, nous n'avons donc gardé que celle-ci où nous pensons voir une coxalgie.*

Auguste B..., domestique, âgé de vingt-six ans, fut atteint au mois de mars, de douleurs dans l'articulation coxo-fémorale gauche ; bientôt elles disparurent, pour reparaître avec plus de violence dans la hanche droite. Le malade fut soigné par plusieurs médecins ; divers traitements furent tentés ; mais la difficulté dans les mouvements et la claudication augmentèrent au point que le malade se vit forcé d'entrer dans un hôpital, dans le courant de l'été de 1857. Il y fut soumis à plusieurs traitements infructueux et, en dernier lieu, à une cautérisation transcurrente au fer rouge. Ce traitement, loin d'améliorer son état, l'aggrava à un tel point, qu'il demanda son exeat et vint chercher des secours dans une clinique particulière, où il fut soumis à l'iode, tant à l'intérieur qu'en applications locales ; mais, voyant qu'à la suite de l'emploi prolongé de ce médicament, aucune amélioration ne se produisait, il s'adressa à moi, le 15 octobre 1857. Il existe un gonflement de la tête du fémur, peut-être même une dilatation simultanée du bord de la cavité articulaire. Lorsque le malade est debout, et que, dans cette position, il cherche à placer son pied droit sur les bâtons d'une chaise, ce mouvement est non seulement très douloureux dans toute la région de l'os, mais encore impossible ; il ne peut se baisser qu'en portant en arrière le pied droit, ni croiser le pied droit sur le gauche et, dans le décubitus dorsal, il lui est impossible de ramener la cuisse droite aussi près du ventre que la cuisse gauche. Il boite en marchant, tout en éprouvant de fortes douleurs dans l'articulation ; ces douleurs se reproduisent avec une grande violence pendant la nuit. A partir du sacro-lombaire, tous les muscles de la cuisse jusqu'aux orteils se trouvent dans une contraction anormale ; ils sont en partie aplatis et atrophiés, surtout les fessiers, qui sont flasques et pendants et sur lesquels se distinguent encore parfaitement les cicatrices provenant du cautère actuel. Dans la région inguinale, les ganglions lymphatiques sont gonflés. (Le malade fait remonter leur tuméfaction à l'époque où la cautérisation transcurrente fut appliquée.) — La première séance procure déjà un grand soulagement quant aux douleurs qui résultent de la marche. Pendant cinq minutes, à travers la hanche, courants stabiles de vingt-cinq éléments de Daniell, rhéophores en forme de plaques de 3 pouces de diamètre. Le traitement des muscles, les 16 et 21 octobre, agit bien ; mais ce qui paraît réussir le plus est une très simple application du courant sur l'articulation elle-même. J'ai toujours obtenu de cette façon d'agir, en la modifiant toutefois, selon les cas particuliers, de très bons résultats. Je pliai un essuie-mains humide, de façon à ce qu'il correspondît à peu près à la circonférence de la fesse malade ; entre les plis de cette serviette, j'introduisis une plaque de cuivre de 4 pouces carrés. Cette plaque se trouvait en communication métallique avec le pôle positif de la chaîne. Le malade s'étant assis sur la région malade, j'appliquai le deuxième réophore, qui était aussi large que possible, alternativement sur les ganglions inguinaux, sur le grand trochanter, ou sur le muscle qui me paraissait avoir, à cause de son état de contraction ou d'atrophie, le plus besoin d'une action particulière du courant. En somme, j'avais institué un traitement en tout semblable à celui que j'ai rapporté pour l'exemple cité page 292, avec cette différence que l'intensité du courant était dix fois plus forte.

La force du courant était telle (20 à 25 éléments de Daniell), qu'elle produisait une vive sensation, mais pourtant pas par trop douloureuse. A chaque séance, j'obtenais un soulagement immédiat : une seule fois, après le 25 octobre, il se développa une recrudescence dans l'articulation, ce qui m'obligea d'interrompre tout traitement pendant trois jours. Le malade, après ce court laps de temps, présenta une amélioration des plus décisives ; les nuits furent calmes, la marche plus facile, et les mouvements tellement libres que B... put élever son pied sans difficulté sur le bâton d'une chaise. Douze séances avaient été employées, jusqu'au 31 octobre. A cette époque déjà, le malade pouvait faire de longues courses et n'en ressentait que quelques douleurs passagères.

Le 4 et le 6 novembre, je repris le même traitement ; je ne lui cachai pas qu'il n'était plus en ma puissance de le guérir de sa dégénérescence osseuse. Quelques chirurgiens expérimentés lui ayant aussi affirmé l'incurabilité de son état, il revint voir cinq mois après, le 26 mars 1858, pour m'annoncer qu'il cherchait à se placer comme domestique. La marche était devenue plus facile, mais il restait affecté d'une légère claudication ; depuis le 27 octobre 1857, la mobilité de l'articulation n'avait pas augmenté, comme je m'en suis assuré en lui faisant porter le pied sur une chaise. J'employais B... pendant quelque temps dans ma maison, pour des travaux intérieurs, et, lorsqu'il y a peu de temps, il me quitta pour suivre une famille à la campagne, il était parvenu, en marchant lentement, à dissimuler parfaitement le défaut de sa hanche.

OBSERVATION VIII

(Deschamps, *Bulletin de Thérapeutique,* avril 1900.)

M. L..., vingt-deux ans, me fut adressé (mai 1894) d'un département voisin. Il s'agissait d'une arthropathie scapulo-humérale consécutive à une chute de cheval.

Depuis deux ans que l'accident était arrivé, l'impotence s'était toujours accrue, et, au moment de mon examen, elle est presque complète.

Les muscles de la région sont atrophiés, leurs réactions électriques sont faibles, mais il n'y a pas, à proprement parler, de réaction de dégénérescence.

Au repos, le malade accuse peu de douleur, mais toute tentative de mobilisation est douloureuse. L'exploration fait constater les crépitations et les craquements de l'arthrite, mais rien dans les antécédents héréditaires ou personnels connus n'en laisse soupçonner la nature tuberculeuse.

Le traitement consista dans la galvanisation constante négative du deltoïde I = 10 milliampères, D = 1/10, la galvanisation labile du sus-épineux et du sous-épineux et la faradisation de toute la région ayant pour but de provoquer les différents mouvements du membre.

Sous l'influence de ce traitement, la fonction de l'épaule s'améliora rapidement, les mouvements volontaires réapparurent et l'écriture devint plus facile.

Après cinq semaines de traitement, rien d'anormal n'étant survenu et désirant hâter la guérison, j'augmente la durée et l'intensité du courant stable que je portais à 30 milliampères pendant 20 minutes ; mais, sous cette influence, l'articulation manifesta rapidement des symptômes réactionnels et, malgré l'insistance de l'intéressé, je cessai tout traitement.

Quelques jours après, une intervention chirurgicale fut reconnue nécessaire, l'arthrite évoluant comme une affection tuberculeuse.

OBSERVATION IX

(Deschamps, *loc. cit.*)

M. A. P..., dix-neuf ans, à l'occasion d'une blennorragie, a fait une arthrite coxo-fémorale qui s'est terminée par une ankylose à peu près complète rendant la marche très pénible.

Tout processus inflammatoire semblant disparu, j'utilisai la galvanisation constante négative avec une intensité de 60 milliampères au moyen d'une électrode flexible de 200 centimètres carrés s'adaptant parfaitement sur la région. Durée 30 minutes. Chaque application était suivie de douleurs assez vives qui ne disparaissaient que tardivement au lit.

Mais cette augmentation de la douleur au début du traitement est fréquente ; le professeur Leduc l'a signalée, et je l'ai observée moi-même bien souvent avec des arthrites franchement rhumatismales. Après deux semaines de traitement, l'articulation était devenue mobile, mais la suppuration apparaissait, et notre malade fut confié au service de chirurgie où le diagnostic d'arthrite tuberculeuse fut confirmé.

OBSERVATION X

(Communiquée par M. Schatzky, au Congrès d'électrologie de Berne.)

Chez une jeune fille de huit ans, se formait une tumeur tuberculeuse qui couvrait la face externe de la main droite. Au milieu de la tumeur était une plaie peu large, mais profonde, d'où s'échappait du pus. La mobilité des doigts était difficile ; les éminences thénar et antithénar étaient atrophiées.

Tous les moyens employés dans l'espace de huit mois, aussi bien à l'intérieur qu'à l'extérieur, ne pouvaient tendre ni à la diminution de la tumeur ni à la guérison de la plaie. Il ne restait plus à employer que le grattage. Le père de la malade, un médecin, se résolut, sur mon conseil, à essayer provisoirement la galvanisation.

J'immergeais la main dans un vase rempli d'eau dans le-

quel je plaçais l'anode (pôle positif) ; je plaçais la cathode
sur l'avant-bras droit ; le courant ne dépassa pas 20 milliampères, les séances duraient 20 à 30 minutes. Après la
séance, je saupoudrais la plaie de salol et je faisais alors
un pansement léger avec de la ouate hydrophile.

Après vingt séances, la tumeur était diminuée sensible-
ment, la sécrétion cessait, le fond de la plaie montait jusqu'à
la surface de la peau et commençait à se cicatriser. Simul-
tanément avec cela, commençait aussi le rétablissement
de la mobilité du doigt.

Le père de la malade, obligé de partir chez lui, prit la
malade avec lui.

Revoyant la malade six mois après, je trouvais une cica-
trice profonde à la place de la plaie et une minime atrophie
des éminences thénar et antithénar. Pour le reste, tout était
normal.

OBSERVATION XI

(Communiquée par M. Schatzky, au Congrès de Berne.)

. Chez un garçon de quatorze ans, se développait, à l'articulation de la hanche, une tumeur douloureuse d'origine
tuberculeuse qui rendait très difficile la mobilité du pied
droit. Le traitement fait pendant vingt jours (intus et extra)
(frictions, massage, appareil plâtré, bains de mer et de
marais, etc.) n'avait eu aucun succès. L'état de l'articulation s'aggravait toujours plus, et la marche devenait fina-
lement impossible.

J'employais sur lui les courants continus. Suivirent des
séances quotidiennes de 40 à 60 minutes avec 60 à 80 milliampères. L'anode large couvrait l'articulation de la hanche,
et je plaçais la cathode encore plus large sur le côté interne
de la partie la plus haute de la cuisse.

Dans l'espace de vingt-huit séances, les symptômes morbides de l'articulation diminuèrent graduellement, à ce

point que le malade pouvait marcher sans ressentir pour cela aucune douleur ni aucun autre trouble. Il restait seulement une hypertrophie insignifiante de l'épiphyse.

Le malade alla pour l'hiver à la Rivièra. Les nouvelles que je reçus pendant six mois constataient l'absence de tout symptôme morbide de l'articulation.

OBSERVATION XII (inédite).

(Due à l'obligeance du Dr Foveau de Courmelles, décembre 1890.)

M. S. A...., consul, trente-six ans.

Père bien portant, mère morte tuberculeuse. A eu de fréquentes bronchites, toussait tous les hivers jusqu'à vingt-trois ans. Ses fonctions l'ont envoyé dans les pays chauds, où ses poumons se sont améliorés.

A été pris, il y a un mois, de douleurs violentes du genou droit avec gonflement considérable (5 centimètres de circonférence de plus qu'à gauche). La rotule apparaît comme soulevée, et le moindre contact fait pousser des cris au patient.

Est d'abord entré à la maison Dubois, à Paris, où on lui a fait le traitement classique, teinture d'iode, pointes de feu... Les douleurs et le gonflement ont continué d'augmenter, l'impotence est devenue complète.

On m'amène le patient que l'on monte dans un fauteuil.

J'applique alors la galvanisation de la façon suivante : le pied droit est placé dans un pédiluve d'eau salée chaude, relié au pôle négatif de l'appareil au bisulfate de mercure, le pied et la cheville étant complètement immergés. Le genou, badigeonné avec une solution de chlorhydrate de morphine au 1/20, est entouré d'une serviette-éponge imbibée d'eau chaude, et au-dessus, sur la région rotulienne, je place une large plaque de plomb reliée au pôle positif. Cette électrode assez lourde et devant être maintenue par des liens fut supportée très difficilement la première fois (5 décembre 1890). La séance de 30 minutes à 40 milliampères fut suivie d'une sédation énorme, que j'attribuai à l'action galvanique et à l'électrolyse *in loco dolente* du chlorhydrate de morphine ou bien électrolyse comme j'appelais alors l'ensemble des phénomènes qui a reçu depuis le nom de *transport électrique des ions*. Pendant les quatre jours qui suivirent eurent lieu des séances identiques et le malade put alors marcher, bien que difficilement et peu de temps. La diminution du gonflement était également très notable.

Dix séances eurent encore lieu qui remirent le malade complètement sur pied.

Il résulte de cette observation déjà ancienne et semblable à un grand nombre d'autres postérieures que l'action sédative du pôle positif avec morphine est indiscutable dans le rhumatisme, dans la manifestation aiguë et tuberculeuse de cette affection.

Le malade, réappelé dans les pays chauds, n'a plus eu depuis de manifestations articulaires.

OBSERVATION XIII (inédite).

(Due à l'obligeance de M. Foveau de Courmelles.)

J. P..., sept ans. Père et mère bien portants ; deux frères morts de méningite tuberculeuse.

Boite depuis quelque temps : l'examen révèle une coxalgie et la radiographie (mars 1896) révèle une légère luxation de la hanche gauche et une deminéralisation, une blancheur de la tête humérale et des parois cotyloïdes.

L'enfant est immobilisé dans une gouttière, mais avec possibilité, en sortant un peu d'ouate, d'introduire une grande électrode flexible de fer-blanc recouvert de peau de chamois imbibée d'iodure de potassium au 1/100. Le pôle négatif très large (40 centimètres carrés) étant placé vers le milieu de la colonne vertébrale.

L'électrisation par courants continus fut faite pendant six mois, tous les deux jours avec 20 milliampères, et pendant 15 minutes. Des radiographies prises de temps en temps (tous les mois) montraient les os de plus en plus noirs et la luxation, d'ailleurs légère, se réduisit d'elle-même.

Au bout de six mois, l'enfant marchait, et la guérison s'est maintenue depuis.

OBSERVATION XIV (inédite).

(Due à l'obligeance de M. Foveau de Courmelles.)

M. R. G..., vingt et un ans, militaire.

Amené par son père (janvier 1900), pour une douleur de la hanche droite. La radiographie montre à la hanche malade une très légère saillie de la tête fémorale, et une diminution comparée à la hanche gauche, de l'opacité osseuse, en même temps qu'une légère brèche dans le rebord inférieur de la cavité cotyloïde.

Ne veut pas être réformé et veut continuer à monter à cheval.

Je lui fais des courants continus de 30 minutes à 60 milliampères comme dans l'observation de M. S. A..., deux fois par semaine pendant six mois. La douleur a cédé après six séances. La très légère claudication — et encore en se redressant, le patient l'évitait-il — a complètement disparu à la vingtième séance. Mais ce n'est qu'au bout de six mois que la radiographie a montré la même opacité des os et que le traitement a cessé.

OBSERVATION XV (inédite).

(Due à l'obligeance de M. Foveau de Courmelles.)

Mlle M. F..., trente ans. Père et mère morts de fluxion de poitrine (?), alors que la malade avait deux ou trois ans, a été fréquemment enrhumée pendant l'enfance, mais, gavée d'huile de foie de morue, elle ne tousse plus depuis longtemps. A eu des douleurs articulaires.

En ce moment (mars 1901), souffre du poignet droit, ce qu'elle attribue à un choc violent de cette région contre un meuble.

Le poignet et la main sont très épaissis et douloureux à la pression, la malade ne peut bouger les doigts, cependant les muscles réagissent à la faradisation. La radiographie montre des métacarpiens et des os carpiens avec des aspects blanchâtres anormaux ; mais on ne sent ni masses fluctuantes, ni crépitations. On fait une première série d'électrisations galvaniques, de 30 milliampères, la main étant dans un *maniluve négatif*. Des séances quotidiennes pendant un mois ne donnent *aucun résultat*. (Les troubles de la nutrition du membre m'avaient décidé à employer le pôle négatif irritant et hypertrophique.)

Je propose alors à la malade de cesser le traitement et d'aller dans sa famille à la campagne.

Elle revient trois mois après et, comme on lui a parlé d'opération et qu'elle ne veut pas s'y résoudre, nous recommençons la galvanisation identiquement, mais cette fois avec le *pôle positif à la main*. Elle produit des *résultats rapides,* la malade peut, à la huitième séance, rapprocher les doigts pour introduire le fil dans le chas d'une aiguille, et, à la vingtième séance, il reste une gêne insignifiante de la flexion des métacarpiens qui a, d'ailleurs, résisté à quelques séances ultérieures.

Le carpe et le métacarpe se sont reminéralisés en leurs parties blanches.

OBSERVATION XVI (inédite).

(Due à l'amabilité du Dr Albert Weill.)

Suzanne M..., âgée de six ans, m'est conduite au service d'électrothérapie de la clinique chirurgicale infantile de l'hôpital Trousseau le 6 novembre 1901.

Il y a quatorze mois, elle s'est plainte de douleurs au genou gauche, surtout pendant la marche, et l'on a constaté que le genou était légèrement enflé. On l'a conduite le 6 septembre 1903 à Trousseau, où l'on a fait le diagnostic de tumeur blanche et où l'on a mis le genou dans un appareil plâtré qu'on a laissé en place trois mois.

Quand on a retiré l'appareil plâtré, l'empâtement avait disparu ; aussi, l'on a permis à l'enfant de marcher. Une rechute n'a pas tardé à se produire ; l'enfant a présenté de l'arthrite fongueuse avec tendance à la flexion.

La jambe fut redressée et remise dans un appareil plâtré le 12 janvier 1901 ; l'appareil a été laissé jusqu'au 10 octobre 1901.

Quand il a été enlevé, l'arthrite fongueuse était guérie, l'enfant n'avait qu'une raideur considérable dans l'articulation et des atrophies musculaires très marquées, surtout à la partie antérieure de la cuisse.

A la suite de manœuvres de flexion et d'extension, les raideurs articulaires diminuèrent un peu, mais quand l'enfant est amené au service d'électrothérapie, la flexion de l'articulation n'est possible que d'une façon très limitée ; la cuisse gauche présente, dans des mensurations prises à diverses hauteurs, une différence d'au moins 3 centimètres. L'examen électrodiagnostique montre l'hypoexcitabilité tant galvanique que faradique très marquée du biceps fémoral, du demi-tendineux, du demi-membraneux, du jambier antérieur et surtout du quadriceps fémoral.

Le diagnostic est donc atrophie musculaire et raideur ou plutôt demi-ankylose de l'articulation du genou.

Le traitement suivant est institué : trois fois par semaine, galvanisation de tout le membre inférieur, puis galvanisation particulière du genou et enfin faradisation au gros fil des divers groupes musculaires atrophiés.

Pour la galvanisation, l'électrode indifférente reliée au pôle positif est placée sur les lombes, le pied est placé dans une cuvette pleine d'eau reliée au pôle négatif, et l'on fait passer le courant pendant 5 minutes avec une intensité de 10 milliampères ; puis l'on place sur le genou une électrode hémicylindrique de 3 centimètres de haut sur 8 de large, on la relie au pôle négatif et l'on fait passer un courant de 10 milliampères pendant 5 minutes.

Pour la faradisation qui termine la séance et qui dure également 5 minutes, l'électrode indifférente est laissée en place, mais reliée à l'une des extrémités de la bobine à gros fil ; l'autre extrémité de la bobine est reliée à un tampon qu'on promène successivement sur les divers groupes musculaires. L'enfoncement de l'induit sur l'inducteur, la fréquence de l'interrupteur sont réglés de telle sorte qu'on ait des constructions musculaires nettes, non tetaniques.

Très rapidement, sous l'influence de ce traitement, les muscles de la cuisse et de la jambe deviennent plus gros et plus vigoureux (des examens électrodiagnostiques le montrent), mais les mouvements du genou qui avaient paru plus étendus au début commencent, vers la fin du mois de janvier 1902, à devenir un peu douloureux.

Le traitement est néanmoins continué pendant tout le mois de février très régulièrement (l'enfant n'a manqué qu'une séance) ; les atrophies musculaires ont disparu ; les deux cuisses sont presque aussi grosses et fermes, mais en même temps, le genou est de nouveau sensible et un peu empâté.

Le 2 mai, je renvoie l'enfant au service de chirurgie où l'on constate cette nouvelle poussée d'arthrite et où l'on décide d'appliquer un nouvel appareil plâtré.

Je ne tire aucune conclusion de ce fait isolé, car j'ai appliqué maintes fois le même traitement à des raideurs articulaires et à des atrophies musculaires consécutives à des arthrites tuberculeuses et j'ai toujours obtenu la disparition de ces atrophies et l'amélioration des mouvements articulaires sans que jamais j'ai observé de noüvelles poussées ; les applications électriques n'ont pas empêché la récidive ; en tous cas, elles ne l'ont pas fait naître.

OBSERVATION XVII (inédite).

(Due à l'amabilité du professeur Leduc, de Nantes.)

Le nommé H..., âgé de trente-huit ans, garde forestier, commença à éprouver, au printemps de 1901, des douleurs dans le genou droit, qui augmenta peu à peu de volume. Malgré des traitements divers, le mal fit des progrès réguliers et la douleur rendit la marche impossible. Il entra, le 27 juin 1902 à l'Hôtel-Dieu de Nantes, où fut fait le diagnostic d'arthrite fongueuse du genou droit. Le malade fut mis dans un appareil plâtré, dans lequel il resta complètement immobilisé jusqu'au 7 octobre, soit cent jours environ. On lui fit faire alors un appareil amovible en cuir bouilli pour permettre la marche en continuant l'immobilisation du genou, et il quitta l'hôpital.

Le malade se présente à nous, le 21 mars 1903, le genou droit, toujours immobilisé, a encore 1 centimètre de circonférence de plus que le genon gauche, la synoviale est manifestement épaissie, l'ankylose du genou est absolue, il est impossible de produire le moindre mouvement perceptible de l'articulation ; la marche sans l'appareil est impossible en raison de la douleur ; avec l'appareil, la douleur est moindre et le malade peut marcher.

La première séance d'application des courants continus, a lieu le 28 mars ; une pièce de tissu de coton hydrophile, pliée en huit épaisseurs, imprégnée d'une solution chaude de chlorure de sodium à 1/100, couvre tout l'abdomen ; dessus est placée une feuille d'étain en rapport avec le pôle positif. Une pièce de tissu de coton hydrophile, également en huit épaisseurs, et imprégnée de la même solution, entoure complètement le genou avec une certaine pression ; elle est recouverte d'une feuille d'étain mise en rapport avec le pôle négatif. Dans un intervalle de 2 à 3 minutes, l'intensité est élevée progressivement à 60 milliampères et maintenue à ce chiffre pendant un quart d'heure. La séance est alors interrompue, et l'on reconnaît que, grâce à la nature et au mode d'application des électrodes, le courant s'est bien uniformément réparti sur toute la surface, et n'a produit aucune escarre. Aussitôt après la séance, il existe une sensation de mieux-être dans le membre malade, qui paraît plus léger ; la marche est plus facile.

Le 8 avril, on constate une certaine mobilité de l'articulation ; une seconde application du courant continu est faite, semblable à la première, 60 milliampères pendant un quart d'heure. La douleur a complètement disparu.

Le 25 avril, a lieu la troisième séance, la mobilité s'accentue ; nous engageons le malade à marcher quelques heures chaque jour sans son appareil.

Le 9 mai, quatrième séance ; la mobilité est de plus en plus grande, nous invitons H... à abandonner définitivement son appareil.

Le 23 mai, cinquième séance, H... ne porte plus son appareil et la marche est beaucoup plus facile.

Le 6 juin, sixième séance, H... commence à faire de longues courses dans la forêt.

Le 9 juin et le 19 juin ont lieu les septième et huitième séance qui terminent le traitement, le genou ayant recouvré presque complètement sa mobilité et le malade se trouvant en état de reprendre ses fonctions de forestier.

Ce résultat, conforme à ceux que nous avons décrits dans nos publications antérieures, fait ressortir la valeur des courants continus pour faire disparaître les tissus scléreux et cicatriciels et vaincre l'ankylose, sans mouvements forcés, sans douleurs, et cependant avec rapidité.

Ce sont là les seules observations que nous ayons pu réunir ; ce ne sont cependant pas les seuls cas qui aient été traités par la galvanisation. Le professeur Bergonié nous a en effet écrit : « J'ai traité pas mal et depuis longtemps des arthrites bacillaires par des courants de haute intensité et m'en suis bien trouvé à peu près toujours. »

De plus, dans le *Manuel* de M. Albert Weill, nous trouvons que « le Dr Labat-Labourdette a proposé la galvanisation pour le traitement des adénites chroniques simples, des adénites chroniques tuberculeuses avant la période de ramollissement ; il place le pôle négatif sur la tumeur, le pôle positif dans le dos, et il fait passer un courant de 15 à 20 milliampères trois fois par semaine. Il a eu plusieurs succès complets dans le service du professeur Bergonié, à Bordeaux. J'ai essayé plusieurs fois la même technique et je dois avouer que je n'ai obtenu aucun résultat. »

CRITIQUE DES OBSERVATIONS

Et maintenant qu'il nous soit permis d'ajouter quelques brefs commentaires à ces observations et de mettre au point le résultat de quelques-unes.

Pour l'observation I, nous répondrons d'avance à l'objection que le changement de climat suffit à expliquer l'amélioration, en disant que le climat nouveau n'avait absolument rien donné pendant un mois et demi avant la galvanisation, et qu'il n'a pas empêché en novembre 1902 l'apparition d'une synovite bacillaire du pouce, ni en février 1903 la réouverture d'une fistule d'abcès froid tarie depuis dix ans.

A l'observation II, deux remarques nous seront faites: le résultat n'est pas brillant, et ne l'aurait-on pas obtenu aussi bien en ne faisant pas de courants continus.

Nous répondrons à la première que cela est vrai, mais que l'ancienneté et l'étendue des lésions nous permettent de réclamer les circonstances atténuantes. Maintenant que le séjour au lit seul ait suffi, cela est possible, mais néanmoins nous n'hésitons pas à dire que nous ne le croyons pas, car si la malade n'avait pas de fièvre, son genou volumineux, chaud, tendu, était rempli de fongosités, avait des points osseux très nets, et cependant l'amélioration a été progressive, continue, sans qu'on ait fait d'immobilisation effective, par un appareil plâtré.

L'observation III est intéressante par le résultat obtenu en présence d'un état gravide, qui aurait dû aggraver les lésions. Mais était-ce bien une lésion tuberculeuse et non pas une lésion gonococcienne ? Nous ne pouvons rien affirmer d'une façon absolue, mais nous pensons qu'il y avait du bacille de Koch, parce que cette jeune femme, outre ses antécédents, a gardé jusqu'en juin un point douloureux, sans que pour cela la fonction de son poignet soit gênée. De plus, avec une arthrite blennorragique, le résultat du traitement aurait été plus rapide (voir Delheun : *Annales d'électrobiologie,* 1901).

Le Dr P. Courmont ayant eu l'amabilité de nous faire un séro-diagnostic tuberculeux, la réaction fortement positive nous fournit une probabilité de plus.

Dans l'observation IV, les résultats n'ont été que très peu de temps favorables ; cependant, pendant un certain temps, la malade a été améliorée au point de vue fonctionnel et surtout au point de vue douleur. Mais nous ferons remarquer que l'électrisation n'a pas été faite, comme nous pensons actuellement que nous aurions dû la faire ; les électrodes étaient trop petites, nous avons employé (à tort, croyons-nous) le pôle négatif, et nous n'aurions pas dû interrompre en mars. Rappelons également que la malade n'a pas été immobilisée ; était-ce un mal ?

Pour l'observation V, nous ferons comme remarque que nous avons, dans les trois quarts des séances, employé le pôle négatif.

Pour l'observation VI, le résultat avait d'abord été superbe, mais dès que le malade s'est de nouveau trouvé dans des conditions de surmenage, il a récidivé. Mais n'est-ce pas un beau résultat que d'aider l'organisme à lutter efficacement contre l'infection, et une intervention dans les mêmes conditions n'aurait-elle pas été aussi aléatoire, tout en altérant plus ou moins profondément l'organe ?

Aux observations de M. Deschamps, nous objecterons à la première qu'il nous semble avoir fait surtout de la galvanisation des muscles et non pas de l'articulation. Et la suppuration qui est survenue dans les deux cas est-elle le fait de l'électrisation ? Ne pourrait-on pas incriminer soit un simple insuccès ou (puisqu'il s'agissait de mobiliser des articulations) une mobilisation intempestive ?

A notre avis, nous ne les croyons pas suffisantes (non plus qu'une autre observation où il fut fait de la faradi-

' sation) pour dire que l'électrothérapie est dangereuse dans les arthrites tuberculeuses.

A l'observation du professeur Leduc, que nous avons publiée intégralement, nous ajouterons qu'à notre humble avis il n'avait pas seulement de l'ankylose et de la sclérose cicatricielle, mais très probablement quelques restes de son infection bacillaire.

COMMENT EXPLIQUER L'ACTION DES COURANTS CONTINUS

Ainsi donc, il est indéniable que, dans la plupart de nos observations, les courants continus ont donné des résultats satisfaisants.

Ces résultats, qu'empiriquement nous avons constatés, il nous est difficile de dire avec certitude pourquoi et par quels processus nous les avons obtenus; cependant, nous allons, en exposant des données récentes, les unes expérimentales, les autres pures vues de l'esprit, essayer d'expliquer l'action des courants continus dans les tuberculoses.

Tout d'abord, il est un fait bien connu et qu'on observe toutes les fois qu'on emploie des courants continus de densité suffisamment élevée, 10 à 15 milliampères pour 80 centimètres carrés au moins, c'est la révulsion que détermine le passage du courant sur tous les points de la peau qui ont été en contact avec les électrodes. Cette révulsion, qui peut atteindre tous les degrés, depuis la simple rubéfaction de la peau jusqu'à la formation d'escarres, est plus marquée au pôle négatif ou cathode ; en ce point, elle est signalée dès le début du passage du courant par une sensation de chaleur qu'accuse le malade, sensation qui va en augmentant avec l'élévation de l'intensité, jusqu'à ce qu'en devenant douloureuse elle nous prévienne que le courant trop intense va déterminer une escarre.

La vaso-dilatation que nous obtenons aux deux pôles, il est hors de doute que nous ne l'ayons dans les tissus interpolaires.

Aussi, cette action révulsive déterminée par le passage des courants continus suffit-elle à faire admettre l'application de ces derniers dans tous les cas où l'on croit que la révulsion peut donner quelque résultat. Et même plus indolores que les vésicatoires et les pointes de feu, les courants continus leur sont préférables parce que leur action, tout en pouvant être plus graduée, n'est pas aussi superficielle. Mais il faut pour l'obtenir des courants d'intensité assez forte, car Beard et Rockwell disent que des courants d'intensité moyenne donnent de la vaso-constriction, et qu'au Congrès de Berne de 1902, M. Moutier dit avoir obtenu des élévations notables de la pression artérielle par l'emploi sur de larges surfaces d'applications, de courants de faible densité.

Mais le courant continu, en passant au travers des tissus, ne détermine pas seulement des actions vaso-motrices, il occasionne, et c'est là son effet principal, des phénomènes dits électrolytiques ou de transport des ions. Sous l'action du courant, les molécules de l'organisme qui sont en grande partie dissociées, vont se charger d'électricité, formant les ions. De ces ions, les uns (métaux ou bases), se chargeant positivement, vont suivre le sens du courant : ce sont les cathions ; les autres (acides ou oxygène) vont remonter le courant : ce sont les anions. Il en résulte que sur le passage du courant naissent à l'état libre du chlore, du sodium et surtout de l'oxygène.

C'est sur la naissance de cet oxygène à l'état libre que M. Schatzky a édifié une théorie qu'il a exposée au Congrès d'électrologie de Berne (1) et dont les conclusions sont les suivantes :

« 1° L'inflammation est l'ensemble des modifications pathologiques provoquées dans les tissus pourvus de capillaires et de tissu conjonctif, par un trouble aigu dans la répartition des substances nutritives dans ces tissus ;

« 2° La cause la plus immédiate de l'inflammation est l'altération, provoquée par l'agent nocif, dans l'équilibre physiologique entre le protoplasma et le noyau des cellules qui détermine leur fonctionnement normal ;

« 3° Le facteur le plus essentiel dans l'altération de la nutrition, ainsi provoquée dans les cellules, est le manque d'oxygène que l'agent nocif provoque en augmentant l'activité des cellules ou en usant pour sa propre consommation une quantité d'oxygène ;

« 4° Le passage du courant continu dans la région enflammée dégage dans tout l'espace interpolaire un afflux augmenté d'oxygène libre et donne ainsi aux cellules affectées la possibilité de réparer ce défaut et de rétablir ainsi leur fonctionnement normal.

« 5° Le courant, en décomposant électrolytiquement sur tout son passage les liquides et les sels des tissus et en transportant leurs ions vers les pôles, diminue l'œdème

(1) Données biologiques relatives au traitement des inflammations aiguës par le courant continu

inflammatoire et contribue ainsi au rétablissement de la
circulation normale de la lymphe et du sang ;

« 6° Le courant continu, outre son action curative sur
le développement des processus dégénératifs inflammatoires, contribue en même temps indirectement à la régu-
larisation des phénomènes progressifs d'inflammations (la
prolifération exagérée du tissu conjonctif et de l'endothé-
lium), en rétablissant parmi les tissus la distribution normale des substances nutritives apportées par le sang. »

Ce transport de l'oxygène à l'état naissant de la cathode vers l'anode, au voisinage de laquelle il serait plus
dense, entraîne cette conclusion hypothétique que le pôle
positif doit avoir une action plus efficace ; c'est ce qu'il
nous semble pouvoir déduire des observations de
MM. Schatzky, Foveau de Courmelles et des nôtres.

Nous avons jusqu'ici admis que le courant pouvait agir
indirectement sur les éléments cellulaires malades, les
aidant à réagir et à se défendre contre l'invasion micro-
bienne; le courant n'aurait-il pas aussi une action microbicide ? C'est ici que devrait répondre l'expérimentation
et, avouons-le de suite, elle n'a donné de réponse ni négative ni positive. Il existe cependant des recherches déjà
anciennes, que nous n'avons trouvé signalées nulle part
et que nous n'aurions pas connues sans M. le professeur
de Luzenberger (1) (de Naples). Celui-ci nous a écrit
pour nous apprendre qu'en 1892-1893, le professeur
Pane, à la clinique du professeur de Renzi (à Naples),
ayant expérimenté l'influence de la galvanisation sur le

____

(1) Que le professeur de Luzenberger nous permette, à cette
occasion, de lui adresser nos plus sincères remerciements pour
son amabilité.

développement du bacille de Koch cultivé sur gélose, a conclu que le courant en ralentit l'accroissement et l'empêche même dans le voisinage des deux pôles. Quelques brefs que soient ces renseignements, étant donné que nous ne connaissons ni la durée de l'expérimentation ni l'intensité du courant, ils n'en affirment pas moins que les courants continus exercent une action microbicide sur les bacilles de Koch.

Nous en arrivons donc à pouvoir admettre que les courants contenus luttent triplement contre les lésions dues au bacille de Koch, en rendant celui-ci moins virulent, en favorisant la phagocytose et en aidant les cellules malades à se régénérer par l'apport d'oxygène à l'état naissant.

Mais nous n'avons pas ici une certitude absolue, seulement des probabilités ; ce sera à l'expérimentation d'en démontrer la vérité ou l'inexactitude.

NOTRE MANUEL OPÉRATOIRE

Pour tous les cas que nous avons traités à l'hôpital de
Nîmes, nous nous sommes servis de l'appareil Chardin,
composé de vingt-quatre éléments au bisulfate de mercure ; mais n'importe quel appareil pourrait être utilisé,
pourvu qu'il soit muni d'un ampèremètre, d'un rhéostat
ou d'un collecteur et qu'il puisse donner une intensité
suffisante.

Quant aux électrodes, nous avons employé tantôt
l'électrode en terre glaise d'Apostoli, tantôt une lame
de plomb posée sur une épaisse couche de coton imbibé
d'eau ordinaire. En définitive, nous avons rejeté l'électrode en terre glaise comme trop salissante et nous avons
procédé ainsi : prenant huit ou dix épaisseurs de toile
imbibée d'eau et de dimension égale à celle de la région
à électriser, nous appliquons sur elles une électrode métallique de dimension quelconque et nous fixons le tout
sur le point voulu.

Nous avons appliqué l'anode ou pôle positif sur le
point le plus malade et nous nous sommes ainsi, sans le
savoir, trouvé du même avis que MM. Schatzky, Delherm et Foveau de Courmelles ; Remak, d'ailleurs, dans
son ouvrage *(loc. cit.*, p. 258), conseille « d'employer d'a-

bord comme pôle catalysant le pôle positif ». Cependant, nous ne voulons pas ériger de règles précises, car, quoique M. Foveau de Courmelles (obs. XV) ait fait une contre-expérience défavorable, nous ne devons pas oublier que M. Leduc a obtenu un très beau résultat en appliquant la cathode sur la région malade (obs. XVII).

Quant au pôle négatif, que nous conseillons de prendre de dimensions un peu plus grandes que l'autre, nous l'appliquons sur le point diamétralement opposé, mais là encore nous n'érigeons pas de règle fixe.

Une fois les électrodes en place et maintenues appliquées contre la peau, nous laissions alors passer le courant ; celui-ci, très faible d'abord, était peu à peu augmenté, de façon à atteindre au bout de trois ou quatre minutes le maximum désiré, et de même, lorsque nous voulions arrêter le courant, nous avions soin de le diminuer lentement auparavant.

L'intensité maxima atteinte était à la première séance de 15 milliampères, à la deuxième de 25 milliampères et et à la quatrième de 40 à 50 milliampères. Mais, pour atteindre cette intensité, il fallait que les électrodes aient une surface de 80 à 100 centimètres carrés, c'est-à-dire que la densité du courant ne dépassât pas une 1/2. Et encore faut-il tenir compte de la sensibilité individuelle qui peut, chez quelques-uns, ne tolérer qu'une densité d'1/3 ou d'1/4 ; mais celle-ci est facile à connaître : lorsque le courant passe, le malade ne tarde pas à sentir *au pôle négatif* une légère chaleur accompagnée de picotements ; augmente-t-on le courant, ces phénomènes augmentent pour devenir douloureux à un moment donné. Si à ce moment on laissait le courant en l'état, on serait sûr d'obtenir au pôle négatif une ou plusieurs escarres. Il s'agit donc de graduer son courant de façon à ce qu'il ne soit jamais trop nettement perçu.

La durée des séances et leur fréquence n'auront rien de bien déterminé, comme on peut le voir d'après nos observations ; cependant, nous sommes partisan des séances quotidiennes et d'une durée de trente minutes environ.

Pendant leur durée, nous avons cru surveiller le galvanomètre de façon à éviter que le courant ne dépasse le maximum voulu et pour être prévenu des brusques variations que peut présenter le courant (lorsque la batterie ne fonctionne pas bien pour une cause quelconque), variations qui sont douloureuses.

Nous n'avons jamais observé d'accidents, sauf quelques escarres au pôle négatif. Mais il n'y a guère lieu de s'en inquiéter autrement que pour éviter qu'il n'y ait de l'infection. Cependant, nous avons vu une escarre s'agrandir à chaque séance sous l'action du courant, même lorsqu'il était de faible densité, et nous pensons qu'il serait prudent, si l'on ne pouvait mettre l'électrode sur un endroit voisin, de recouvrir l'escarre d'une mince feuille de gutta qui l'isolerait.

DANS QUELS CAS PENSONS-NOUS QU'ON PUISSE EMPLOYER LA GALVANISATION

Nous ne pouvons ici conclure d'une façon ferme, car le petit nombre d'observations que nous possédons ne peut pas nous permettre de généraliser.

Nous croyons cependant que l'on s'en trouvera d'autant mieux qu'on s'en servira plus près du début de l'affection, alors que l'on ne trouve pas encore de nécrose osseuse. Lorsqu'au contraire il y a nécrose, les résultats seront médiocres ou nuls. C'est d'ailleurs ce qu'avait déjà dit Remak. A la page 336 de la traduction Morpain, nous lisons : « Une arthrite peut parfois persister pendant des mois entiers sans entraîner des altérations notables, dans ce cas surtout, quand il ne s'agit que de rétablir la circulation troublée des humeurs, le courant constant présentera des effets curatifs très rapides ; mais lorsqu'il existera des altérations anatomiques profondes, l'emploi du courant rencontrera de grandes difficultés et il faudra, de la part du médecin et du malade, une grande résignation et une grande patience. »

Un peu plus loin, il ajoute : « Plus tard encore, en soumettant à l'action du courant constant un cas de tumeur blanche invétérée, je suis arrivé à me convaincre de son inefficacité quand l'affection s'était étendue aux épiphyses. Cette opinion n'est en partie justifiée que dans les cas où tous les phénomènes inflammatoires ont disparu et que tous les tissus sont complètement désséchés. » Pour Remak, l'insuccès tiendrait à l'absence de vaisseaux sanguins ; ceux-ci disparus, ce qu'il appelle *l'action catalytique* ne pourrait plus se produire.

Mais peut-on galvaniser les poussées aiguës ? Nous pensons pouvoir répondre oui. On a en effet vanté énormément l'action des courants continus dans les inflammations (de Luzenberger, Cleaver, Schatzky). Les poussées si douloureuses du rhumatisme articulaire s'en trouvent bien à tous les points de vue et, récemment, M. Delherm déclarait avoir obtenu d'excellents résultats dans des arthrites blennorragiques à forme fébrile. Et, pour répondre affirmativement, nous nous appuierons encore sur l'expérience du Dr Tripier (de Paris) ; celui-ci, qui n'est pas très partisan des courants continus, nous a écrit ce qui suit : « Je n'ai eu à traiter, et cela passagèrement, que très peu d'arthropathies tuberculeuses et ne leur ai opposé la voltaïsation continue (galvanisation) qu'accidentellement, en présence de crises particulièrement douloureuses. Elle m'a paru très favorable contre l'acuité des poussées et ses conséquences immédiates, douloureuses et fébriles. Mais dès qu'était obtenue une sédation suffisante, je recourrais à la faradisation. »

Lorsqu'il y a du pus, cependant, nous pensons que le résultat sera plutôt négatif.

En définitive, la galvanisation ne présentant par elle-même aucun danger, il y aurait lieu de l'essayer dans tous les cas ; on peut d'ailleurs l'associer sans difficulté avec l'immobilisation.

CONCLUSIONS

Si maintenant nous revoyons rapidement tout ce qui précède, nous voyons que nos observations comptent une majorité de succès ; quant aux autres, le courant n'a pas par lui-même réveillé ou excité un foyer tuberculeux, il en aurait peut-être même plutôt ralenti l'évolution.

Loin donc d'admettre que les courants continus sont dangereux, nous dirons que, dans les affections tuberculeuses prises dès le début ou lorsque leur marche est lente, leur application peut rendre de grands services en aidant l'organisme à se guérir lui-même.

Nous croyons que la meilleure façon de les utiliser est d'employer des courants de haute intensité avec de larges électrodes, c'est-à-dire de densité élevée et pendant des séances longues et fréquentes. Le pôle positif étant placé sur le point malade, l'intensité du courant sera augmentée lentement jusqu'à ce que l'électrode négative soit perçue nettement mais non douloureusement.

Ce n'est pas un traitement aussi radical qu'une intervention chirurgicale, mais il peut être excellent et peut être combiné avec l'immobilisation. En définitive, il devra être fait par des mains exercées, sous la surveillance du clinicien qui jugera de ses effets et si une intervention plus efficace devient nécessaire.

BIBLIOGRAPHIE

ALBERT-WEILL, Manuel d'électrothérapie.

ALLAIRE, Société française d'électrothérapie, 1902.

BORDIER, Précis d'électrothérapie.

CHANOZ et LÉVÊQUE, Archives d'électricité médicale, mai 1903.

CLEAVES, Times and Register, 19 décembre 1891. — The use of the galvanic current in articular inflammatory exudation.

DELHERM, Archives d'électrobiologie, 1901. Note sur l'application du courant galvanique au traitement des arthrites blenorragiques.

DESCHAMPS, Bulletin de thérapeutique, avril 1900.

IMBERT et DENOYÈS, Trois cas de tuberculose chirurgicale traités par les courants de haute fréquence (Nouveau Montpellier médical, 1902).

LEDUC, Action thérapeutique des courants continus (Gaz. méd. de Nantes, 1892).

— La théorie des ions en médecine (Annales d'électrobiologie, avril 1901).

— Action des courants continus sur les tissus scléreux et cicatriciels (Archives d'électricité médicale, 1902).

DE LUZENBERGER, L'elettrolisi nei residui morbosi delle fratture ossee, dei flemmoni e delle miositi (Giornale internazionale delle scienze med., 1898).

MOUTIER, Compte rendu du Congrès d'électrologie de Berne, 1902.

REMAK, La galvanisation comme traitement des maladies nerveuses et musculaires (traduction Morpain, 1858-1860).

SCHATZKY, Données biologiques relatives au traitement des inflammations aiguës par le courant continu (Congrès de Berne, 1902).

— Du courant constant comme traitement de la tuberculose (Congrès de Berne, 1902).

A. TRIPIER (de Paris), Galvanocaustique et électrolyse (Bulletin de thérapeutique, 30 septembre 1881).

— Electrologie médicale, pathologie et thérapeutique générale (Annales d'électrobiologie, avril 1899).

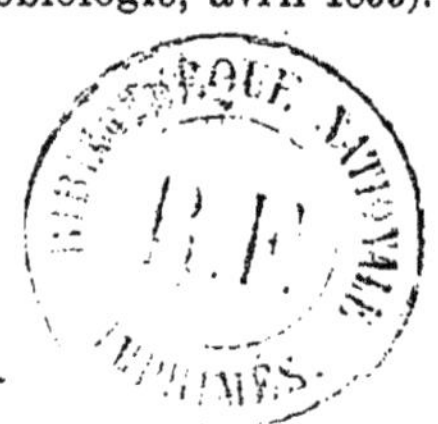